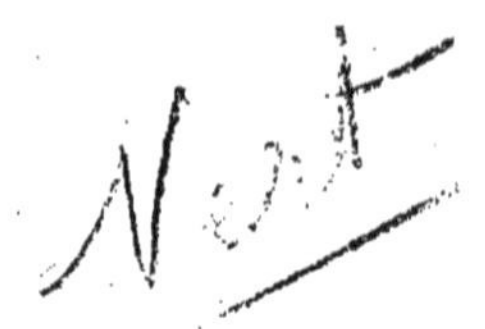

LA

SÉPARATION INTRA-VÉSICALE DES URINES

DANS LES LÉSIONS RÉNALES DITES MÉDICALES

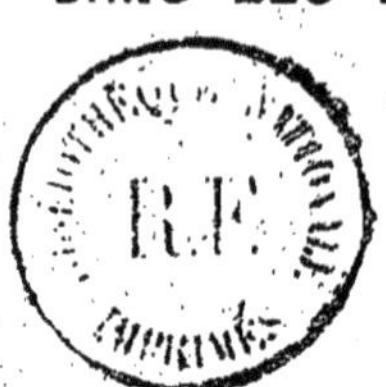

PAR

Le Docteur A. PRECIADO Y NADAL

ANCIEN EXTERNE DES HÔPITAUX DE PARIS

MÉDAILLE DE BRONZE DE L'ASSISTANCE PUBLIQUE

PARIS

G. STEINHEIL, ÉDITEUR

2, RUE CASIMIR-DELAVIGNE, 2

—

1903

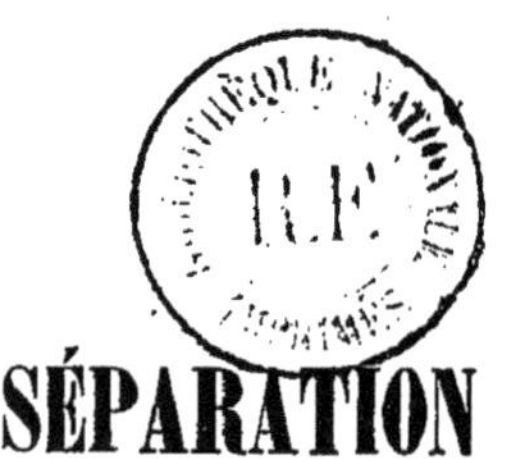

LA

SÉPARATION INTRA-VÉSICALE DES URINES

DANS LES LÉSIONS RÉNALES DITES MÉDICALES

CHAPITRE PREMIER

Séparation des urines.

Pour connaître l'état fonctionnel de chaque rein isolément, il fallait pouvoir recueillir séparément les urines des deux reins.

Les tentatives qui ont été faites dans ce but, peuvent être classées en deux grandes catégories :

1° Celles qui portent sur *l'uretère* :

a) Par compression et obturation externe;

b) Par le cathétérisme.

2° Celles qui portent sur la *vessie :*

a) Par cloisonnement extra-vésical;

b) Par cloisonnement intra-vésical.

Séparation des urines par l'obstruction ou la compression de l'uretère. — Tuchmann, en 1874, à l'aide d'un instrument de son invention, sorte de litotriteur, tâche de fermer l'orifice urétéral dans la vessie. Ebermann serre l'uretère entre les mors d'une pince, dont une branche est placée dans la vessie, l'autre dans le rectum. Polk, en 1883, emploie un autre moyen : il introduit un cathéter dans la vessie et comprime sur lui l'uretère à l'aide du toucher rectal. Deux gynécologistes, Hegar et Sanger, proposent la ligature unilatérale de l'uretère par la voie vaginale. Simon comprime l'urétère en introduisant toute la main dans le rectum. Robert Weir introduit le pes-

guidé dans notre tâche ; c'est grâce à lui que nous pouvons faire cette thèse.

Nous remercions aussi vivement notre maître M. le Professeur agrégé Hartmann. Nous n'oublierons jamais ses conseils et ses leçons.

M. le Dr Albarran a été pour nous un maître et un ami. Nous le prions d'accepter ici l'hommage de notre reconnaissance.

Nous n'oublierons pas l'accueil que nous a fait M. le Dr Budin dans son beau service, non plus que les excellentes leçons qu'il nous a données.

M. Grenet, interne des hôpitaux, nous a aidé dans notre travail et c'est pour nous un grand plaisir de pouvoir le remercier sincèrement.

M. le Dr Luys nous a appris la technique de la séparation des urines. Nous le remercions cordialement.

En acceptant la présidence de cette thèse, M. le Professeur Berger nous a fait un grand honneur. Nous le prions de croire à notre respectueuse gratitude.

à la cryoscopie et aux autres procédés, tous basés sur l'examen des urines totales.

Il est bon d'être fixé à ce sujet pour marcher avec confiance sur un terrain connu. Mais, aujourd'hui, avec la tendance à la spécialisation, il arrive que les urinaires semblent former un groupe séparé des malades dits médicaux. La chirurgie rénale et la médecine rénale doivent, au contraire, se compléter : la première a su tirer de la seconde de grands avantages ; la seconde, en s'appuyant sur la première, doit aussi en bénéficier. C'est cette chaîne, un peu lâche, que nous voudrions resserrer. Heureux, si nous attirons l'attention des médecins plus compétents que nous, sur ce point. Nous pourrions alors dire que notre petit travail n'a pas été inutile : ce serait notre meilleure récompense.

Notre but n'est pas de décrire tous les procédés employés pour explorer l'état fonctionnel de chaque rein séparément ; nous avons fait un choix, aussi, pour recueillir les urines séparément, nous nous sommes adressé à la séparation intra-vésicale des urines, par la méthode du Dr Luys, et ceci à cause de sa facilité et de son innocuité. Comme procédé d'exploration médicale, et pour les mêmes raisons, nous avons fait appel à l'épreuve de la perméabilité rénale par le bleu de méthylène, de MM. Achard et Castaigne, et à la cryoscopie dans certains cas. Nous devons, par conséquent, décrire ces procédés et nous montrerons ensuite les résultats que nous avons obtenus.

Qu'il nous soit permis, avant de finir, et rempli d'une profonde reconnaissance, de remercier du fond du cœur notre cher maître, M. Achard, qui nous a conseillé et

INTRODUCTION

L'idée qui nous a guidé et qui est le but de notre travail, est celle de la séparation intra-vésicale des urines dans les lésions rénales dites médicales.

Nous savons par les livres classiques, qu'on a toujours considéré ces lésions rénales comme bilatérales. Mais en est-il toujours ainsi ? Atteignent-elles le même degré des deux côtés ? Est-ce qu'il n'existe pas des albuminuries unilatérales, ou au moins sont-elles unilatérales à leur début ? Est-ce que dans les épreuves de la perméabilité rénale par le bleu de méthylène ou par d'autres substances, les deux reins sont également perméables ? La concentration moléculaire est-elle la même des deux côtés ? Les interventions chirurgicales faites dans ces derniers temps, comme traitement des néphrites sont-elles justifiables ?

Le développement des moyens d'exploration rénale unilatérale exige aujourd'hui ce travail qui donnera, au moins, de la valeur aux différentes épreuves concernant la perméabilité du rein, car tant que la preuve n'est pas donnée on peut toujours douter de la bilatéralité des lésions : un malade qui élimine normalement le bleu peut avoir un seul rein perméable et faisant, par une sorte d'hypertrophie compensatrice, le travail de l'autre. Ou bien en cas d'élimination mauvaise, un rein élimine mal, et l'autre bien. Les mêmes objections peuvent être faites

A MON PRÉSIDENT DE THÈSE

M. le Professeur BERGER

Membre de l'Académie de médecine
Chirurgien de l'hôpital Beaujon
Officier de la Légion d'honneur.

A MES CHERS PARENTS

Témoignage de reconnaissance.

LA

SÉPARATION INTRA-VÉSICALE DES URINES

DANS LES LÉSIONS RÉNALES DITES MÉDICALES

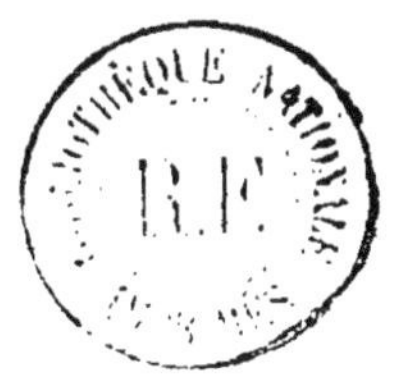

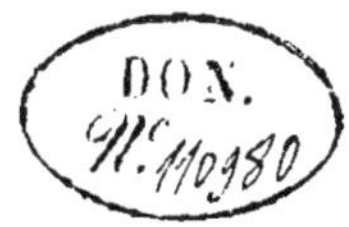

PAR

Le Docteur A. PRECIADO Y NADAL

ANCIEN EXTERNE DES HÔPITAUX DE PARIS

MÉDAILLE DE BRONZE DE L'ASSISTANCE PUBLIQUE

PARIS
G. STEINHEIL, ÉDITEUR
2, RUE CASIMIR-DELAVIGNE, 2

—

1903

saire rectal de Davy. Sand, en 1898, fait simplement la compression digitale intra-rectale. Hallé et Perez préconisent la compression de l'uretère à travers la paroi abdominale, à la hauteur du détroit supérieur.

Inutile d'insister sur les inconvénients de tous ces procédés ; aucun n'est pratique.

Séparation par le cathétérisme uretéral. — Emmet, gynécologiste américain, cathétérise l'uretère en faisant une véritable opération ; il fend la cloison vésico-vaginale puis, à ciel ouvert, fait pénétrer la sonde dans l'uretère. Bosemann le suit dans cette voie. D'autres abordent l'uretère à différentes hauteurs : Czerny et Israël dans la région lombaire, Harrisson par le périnée chez l'homme. Fenwick tâche de cathétériser l'uretère à l'aide d'un cathéter courbe introduit dans la vessie. Rose se sert d'un spéculum urétéral chez la femme. Grünfeld fait le cathétérisme à l'aide d'un endoscope. Pawlick arrive quelquefois par tâtonnements intra-vésicaux. Avec Kelly se fait un grand progrès, il tâche de savoir au moins ce que l'on fait, il place la femme dans la position de Trendelenburg, place un spéculum urétéral puis éclaire le fond de la vessie avec une lumière frontale, cherche l'orifice urétéral et y introduit la sonde. D'autres tâchent de placer la lumière dans l'intérieur même de la vessie, et on y arrive avec le cystoscope. Des progrès sont vite faits dans cette voie, d'abord par Brenner, puis par Boisseau du Rocher avec son mégaloscope, par Nitze, par Albarran, avec l'onglet directeur, copié dernièrement par Nitze. C'est le cathétérisme urétéral employé aujourd'hui par beaucoup avec succès.

Séparation par cloisonnement vésical. — Le cloisonnement a été d'abord *extra vésical* avec Neumann, Harris, Downes, Nicolich ; on s'est adressé ensuite au cloisonnement intra-vésical. C'est le Professeur Lambotte qui, le premier, suivit cette voie, en 1890 ; son procédé tomba en oubli. M. Luys, le premier en France, fit faire un grand pas à cette question, en imaginant son séparateur qui entra d'emblée dans la pratique courante. M. Cathelin suivit aussi cette nouvelle voie. Son appareil nous semble défectueux.

De tous ces procédés, les meilleurs sont le cathétérisme urétéral avec le cystoscope à onglet et le cloisonnement endo-vésical avec le séparateur Luys. C'est ce dernier que, pour sa simplicité même, nous avons choisi.

M. Luys décrit ainsi son instrument :

Description de l'appareil Luys. — « Mon séparateur se compose essentiellement de deux sondes métalliques creuses, percées d'orifices à leur face interne, et ayant la courbure de la sonde métallique d'Escat (1). Entre ces deux sondes, se trouve une pièce intermédiaire, constituée par une tige métallique, de même courbure que les sondes, et dans la concavité de laquelle peut se tendre et se détendre une chaîne analogue à celle de la scie à chaîne (fig. 1). Toute cette pièce est recouverte par une chemise en caoutchouc, et l'on comprend ainsi que, lorsque la chaîne est tendue, il s'élève, entre les deux sondes, une véritable cloison ; lorsqu'au contraire elle est détendue, l'élasticité du caoutchouc applique la chaîne sur la concavité de la cloison métallique. La manœuvre de la

(1) Escat. *Association française d'Urologie*, Paris, 5me session, p. 580.

cloison de caoutchouc est commandée par un volant situé à l'extrémité libre du manche de l'instrument. Les

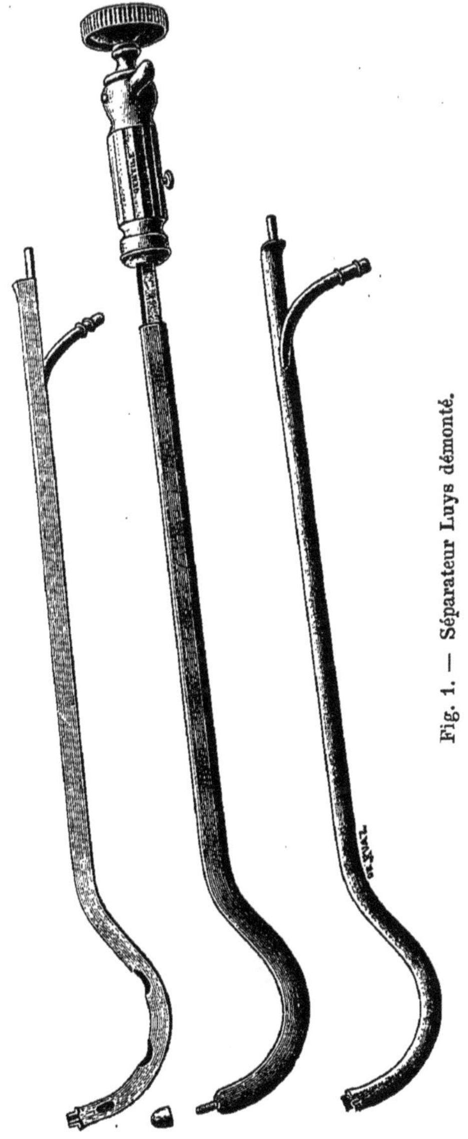

Fig. 1. — Séparateur Luys démonté.

trois pièces de l'instrument sont réunies entre elles, à leurs deux extrémités, à l'une par le manche, à l'autre par un petit capuchon métallique creusé intérieurement d'un pas de vis (fig. 2). L'ensemble de l'appareil correspond

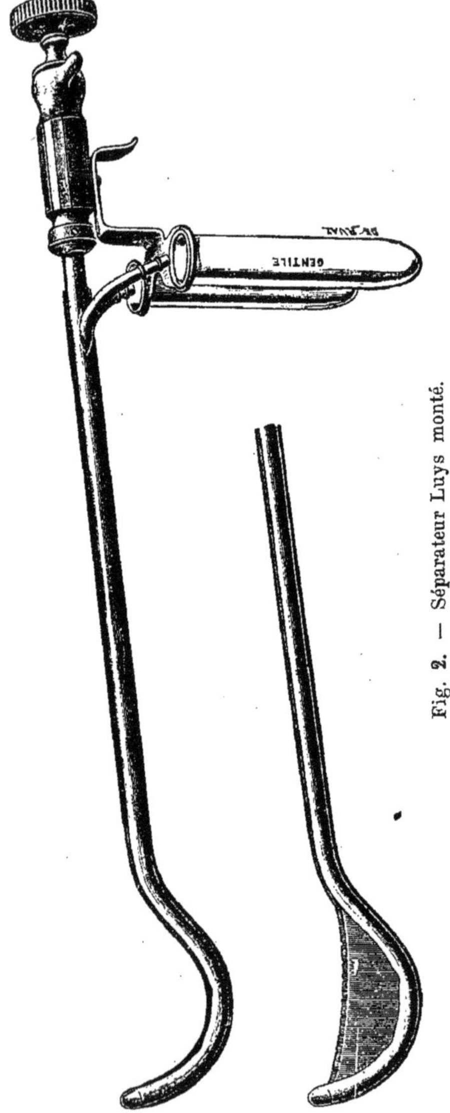

Fig. 2. — Séparateur Luys monté.

au n° 22 de la filière Charrière. La pièce métallique intermédiaire aux deux sondes, recouverte de sa chemise caoutchoutée, dépasse légèrement, par sa portion convexe, la convexité des deux sondes, de manière que, autant par sa convexité que par sa concavité, cette pièce intermédiaire forme bien une véritable cloison ».

« *Mode d'emploi.* — L'instrument étant monté avec soin, on s'assure qu'il fonctionne bien, et en particulier on veille à ce que la chemise de caoutchouc soit bien appliquée et ne déborde pas les sondes. Puis on le fait bouillir pendant 5 minutes, dans de l'eau ordinaire, en évitant de mettre de la soude, car cette dernière pourrait altérer la chemise de caoutchouc et en déterminer la rupture ».

« Le ou la malade étant couché, on lave le méat et l'urèthre, suivant les préceptes ordinaires, puis avec une sonde, on vide la vessie et l'on recueille dans un verre l'urine qui s'y trouve pour la comparer macroscopiquement, chimiquement et miscroscopiquement à l'urine qu'on recueillera plus tard de chacun des reins séparés. On lave alors la vessie jusqu'à ce que l'eau de lavage ressorte absolument claire, ce dont on peut s'assurer en l'examinant dans un verre, puis on laisse 40 à 50 grammes de liquide dans la vessie, ce qui servira à amorcer les siphons constitués par les sondes du séparateur ».

« Le séparateur est alors abondamment lubréfié, et un des meilleurs mélanges pour parvenir à ce but est celui d'Oscar Kraus (gomme adragante, 2 gr. 50 ; glycérine, 10 grammes ; eau phéniquée à 3 pour 100, 90 grammes) ».

« *Introduction.* — Chez la femme, on présente l'instrument au méat et on le pousse lentement et doucement dans l'urèthre. S'il n'entre pas avec la plus grande facilité, ou si l'on éprouve la plus petite résistance, il ne faut pas hésiter à le retirer complètement et à dilater légèrement l'urèthre en y passant deux ou trois bougies d'Hégar (nos 5, 6, 7 ou 8). Le séparateur passe ensuite tout seul sans la moindre difficulté ».

« Chez l'homme, il est nécessaire d'avoir un urèthre souple et bien perméable ; aussi, dans le cas de rétrécissement, faut-il commencer par en faire la dilatation. »

« Rien n'est plus simple que d'introduire l'instrument comme un béniqué ordinaire. On l'engage ainsi jusque dans le col vésical. Mais à ce moment, le bec du séparateur seul pénètre dans la vessie. Pour y engager toute sa portion curviligne, il est nécessaire d'abaisser assez fortement le manche en le poussant très légèrement. Après deux ou trois mouvements d'élévation et d'abaissement, on voit tout à coup l'instrument filer dans la vessie, et se mettre de lui-même à sa place. On met alors le malade en position assise, soit en relevant le dossier de la table soit en le maintenant avec des oreillers et une chaise renversée. On veille à ce que son siège affleure bien le bord de la table, et à ce que ses pieds reposent de chaque côté sur un point d'appui solide. On tend alors la cloison de caoutchouc, en manœuvrant le volant situé au niveau du manche. Si l'introduction a été bien faite (ce dont on peut toujours s'assurer chez l'homme par le toucher rectal, chez la femme par le toucher vaginal), il n'y aura aucune douleur au moment de l'élévation de la cloison, celle-ci étant située tout entière dans la vessie et ne pouvant dilater le col. Ceci fait, on ramène légèrement à soi l'instrument, de manière à bien repérer le col, puis on relève doucement le manche, ce qui applique exactement la convexité des sondes sur le bas-fond vésical jusqu'à ce que l'on sente une légère résistance. »

« Pendant toutes ces petites manœuvres, il est bon d'empêcher l'eau boriquée préalablement introduite dans la vessie de s'écouler par les sondes, en bouchant les orifices avec deux doigts, et de ne permettre l'issue du liquide que lorsque l'instrument est bien en place. L'écoulement du contenu vésical qui se fait au moment où l'on retire les doigts montre que les sondes ne sont pas bouchées et qu'elles sont parfaitement perméables. »

« Si l'on a soin de combiner avec une grande douceur les deux mouvements : d'abord la traction légère à soi, et ensuite l'élévation du manche de l'instrument, on peut être certain que le cloisonnement est parfait et que les urines ne se mélangent pas. Point n'est besoin d'employer de la force : il suffit simplement de mettre en jeu l'élasticité des tissus, de sentir doucement la résistance du col et du bas-fond vésical pour être certain d'être bien placé. On sent du reste fort aisément cette résistance légère du bas-fond. Par suite de la mise en jeu de son élasticité au niveau de la dépression que crée la portion courbe du séparateur, la paroi inférieure de la vessie s'applique d'elle-même exactement sur l'instrument. »

« A ce moment il faut être patient et attendre avant de recueillir les urines dans les tubes ; les premières gouttes de liquide qui sortent ne sont constituées que par de l'eau boriquée, et il faut avoir soin de laisser se vider complètement de leur contenu boriqué les sondes du séparateur. C'est seulement quand on voit s'établir rythmiquement les jets d'urines par les sondes, quand le liquide évacué commence à être teinté que l'on place sous les sondes deux tubes pour recueillir les urines séparées. »

« Le manche de l'instrument peut alors être fixé sur un support et l'opération être abandonnée à elle-même (fig. 3). »

« Il est facile de se rendre compte du mécanisme de l'évacuation de l'urine. Aussitôt que quelques gouttes d'urine sortent de l'uretère, elles gagnent la dépression en

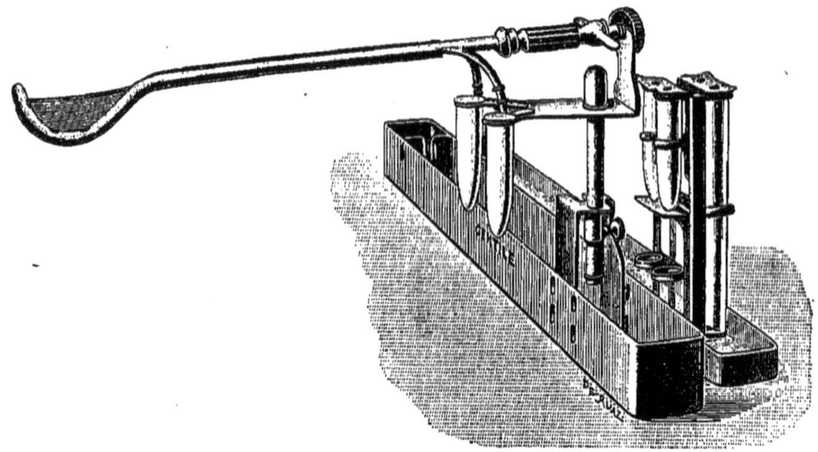

Fig. 3. — Le Séparateur Luys sur son support.

cul-de-sac formée sur le bas-fond vésical par la pression de l'instrument ; elles s'y accumulent quelques instants, et aussitôt qu'elles sont en quantité suffisante pour atteindre le niveau des orifices des sondes elles sont évacuées. Les éjaculations rythmiques que l'on voit au niveau de l'orifice des sondes ne sont pas la continuation immédiate de l'éjaculation uretérale, mais en sont le contre-coup instantané. L'éjaculation uretérale remplit le bas-fond vésical et c'est la même quantité d'urine qui est évacuée au bout de la sonde par le trop-plein. »

« Au bout de 10 à 15 minutes, ont peut vider les tubes et les remplacer par d'autres pour faire de nouvelles prises. »

« J'ai laissé plusieurs fois mon séparateur en place pendant près de 3/4 d'heure à 1 heure sans que le malade en fût le moins du monde incommodé. On recueille ainsi des quantités d'urine suffisantes pour faire l'analyse chimique, histologique et bactériologique du produit de la sécrétion de chacun des deux reins. »

CHAPITRE II

Perméabilité rénale

On s'est adressé à différentes substances pour voir comment se comporte le filtre rénal. Ce sont surtout les travaux de MM. Achard et Castaigne qui ont attiré l'attention générale sur ce point, et l'épreuve de la perméabilité rénale est devenue aujourd'hui classique. Ces auteurs se sont servis du bleu de méthylène.

Historique. — MM. Achard et Castaigne ont présenté leur méthode à la Société médicale des hôpitaux, le 30 avril 1897.

Les cliniciens anciens avaient fait auparavant quelques remarques d'importance. Halm, en 1820, avait noté que l'odeur de violette que prend l'urine des malades qui absorbent de la térébenthine, n'apparaît plus chez les néphrétiques. Guilbert, 1836 ; Rayer, 1837 ; Corlieu, 1859 ; Beauvais, 1857, observent ce même fait et y attachent une plus grande importance. D'autres ont été frappés de la mauvaise élimination des substances médicamenteuses chez les rénaux (Fodd, 1857 ; Charcot et Cornil, 1864 ; Roberts, 1865 ; Dice Duckervorth).

Chauvet étudie la perméabilité aux sels de quinine, Mlle Chapin, en 1889, aux salicitates ; Vincent, en 1883 ; Desmetz, en 1884 ; Lépine, en 1888 ; Laffay, en 1893 et

Noé, 1893, à l'iodure de potassium. Tous ces procédés ne passent pas dans le domaine pratique : c'est alors qu'apparaît le remarquable travail de MM. Achard et Castaigne, qui rendent l'épreuve de la perméabilité rénale facile et sans danger.

Technique de la perméabilité au bleu de méthylène. — Le bleu peut être introduit dans l'organisme, par la voie digestive ou par la voie sous-cutanée, on donne en général la préférence à celle-ci. MM. Achard et Castaigne recommandent de faire une injection sous-cutanée de 1 cent. cube, d'une solution de bleu de méthylène, au 20e en plein muscle, ils choisissent le muscle fessier. En ingestion, le bleu est donné sous forme de pilules de 0,05 de bleu, ses résultats sont moins exacts, car il faut tenir compte de l'absorption, dans le tube digestif et de ses variations dans les différents états pathologiques.

Précautions à prendre. — Il faut se servir d'un produit pur. MM. Achard et Castaigne insistent sur ce point, car s'il n'est pas pur, l'épreuve est manquée, l'urine ne se colorant pas. La meilleure façon de vérifier le bleu, c'est de faire une solution très étendue et de voir s'il donne au spectroscope une bande noire d'absorption, dans le rouge, entre les raies B et C, de Fraunhofer.

Mode et moment de l'élimination du bleu. — Le bleu s'élimine en nature et sous forme de chromogène incolore, mais si on chauffe l'urine à ébullition, en présence de l'acide acétique, le bleu apparaît.

Chez les sujets normaux le bleu s'élimine entre la 10e et la 30e minute. Le chromogène apparaît un peu avant.

L'élimination finit entre la 35e à la 60e heure, elle se fait d'une façon progressive et constante, passant par un maximum d'élimination quelques heures après le début, puis elle va en diminuant.

A l'état pathologique les troubles peuvent porter sur le mode ou le moment de l'élimination et nous pouvons avoir une élimination *avancée* ou *retardée*, d'après le moment du début ou de la fin ; une élimination, *abrégée* ou *prolongée*, d'après la durée ; *acyclique*, *intermittente*, *policyclique*, *dissociée*, selon le mode ; elle peut être encore *minime, incomplète* ou *totale*, par rapport à la quantité de bleu éléminée.

Dosage du bleu. — Le meilleur moyen pour doser le bleu est le procédé colorimétrique préconisé par MM. Achard et Clerc. On prend deux bocaux, dans l'un on met les urines de 24 heures du malade, et on ajoute 2 à 3 fois leur volume d'eau, on acidifie et on chauffe à ébullition, pour transformer le chromogène.

Dans l'autre bocal, on met la même quantité d'une urine normale, qui servira de témoin et qu'on dilue de la même façon. On ajoute dans cette urine, à l'aide de la burette de Mohr, et goutte à goutte, une solution de bleu de méthylène au dix millième ; chaque centimètre cube de la burette correspond à 0,0001 de bleu : c'est le titre de la solution, il sera donc très facile de calculer la quantité de bleu éliminée dans les 24 heures.

Trouver la teinte juste est souvent difficile et ceci pour deux raisons, soit parce que l'urine du malade est très haute en couleur et elle prend alors une teinte verdâtre, soit parce que par l'ébullition elle devient trouble. Dans le premier cas, il faudra ajouter à l'urine témoin quelques gouttes d'une solution de chromate de potasse, dans le second un peu de lait.

Comme par la séparation nous ne pouvons recueillir que quelques cent. cubes d'urines, nous avons fait le dosage de la même manière, mais en agissant sur cette petite quantité et rapportant au litre.

Le dosage chez les sujets normaux donne à peu près une élimination de 0,025 milligr. par 24 heures, lorsqu'on fait une injection de 1 cent. cube de bleu de la solution au 20e.

CHAPITRE III

Epreuve de la phloridzine

Lorsqu'on fait une injection sous-cutanée de phloridzine, il se produit de la glycosurie, et cependant il n'y a pas de glycémie ; le sucre produit ne provient pas non plus de la décomposition de la phloridzine en phlorétine et en glycose, il semble donc que c'est dans le rein que se produit le sucre. Cette épreuve, proposée par MM. Achard et Delamarre, est très employée en Allemagne.

Technique. — Elle consiste à faire une injection hypodermique d'une solution stérilisée de phloridzine au deux centième (1/200). Puis on recueille les urines une demi-heure après, et ensuite toutes les heures. On constate la présence du sucre à l'aide de la liqueur de Fehling, mais comme cette liqueur peut être réduite par d'autres substances il faudra, dans les cas douteux, décolorer l'urine par le noir animal et la déféquer par le sous-acétate de plomb. Le dosage se fait soit par la liqueur de Fehling, soit par le polarimètre.

CHAPITRE IV

Cryoscopie urinaire.

C'est une méthode physique qui a pour but de chercher le point de congélation des solutions. Elle sert de base aux études sur la concentration moléculaire.

Historique. — Cette méthode est due surtout aux travaux du savant physicien français M. Raoult (1885), il lui a donné son nom. Blagden, Despretz, Dufour, de Coppet furent des précurseurs, mais tous leurs travaux ont eu pour point de départ les recherches sur les phénomènes osmotiques, dont les conditions avaient été déjà fixées par Dutrochet.

Les échanges entre liquides ou entre solutions se font à travers des membranes, mais celles-ci ne se comportent pas toutes de la même façon. A ce point de vue, nous pouvons en envisager trois sortes : les membranes *filtres*, elles laissent tout passer ; les membranes *dialyses*, qui laissent passer l'eau et les substances cristalloïdes, et qui retiennent les colloïdes ; et enfin les membranes *semi-perméables*, celles-ci ne permettent que le passage de l'eau ou du dissolvant. Franke, en 1867, avait déjà noté ce phénomène, mais c'est Pfeffer le premier qui fabriqua, par une technique spéciale, la membrane semi-perméable : il se servit d'un vase poreux qu'il remplissait d'une solution de sulfate de cuivre à trois pour cent, et qu'on introduisait dans un autre récipient rempli d'une solution de ferro-cyanure de potasse, au même titre que la précédente ; ces deux solutions, se pénétrant mutuellement, il se produit au niveau des pores un précipité de ferrocyanure de cuivre gélatineux, qui forme la membrane semi-perméable. Il existe d'autres membranes qui ne se comportent pas absolument, comme les précédentes, elles peuvent être plus ou moins perméables à certains colloïdes. Les membranes de l'organisme se comportent, en général, comme des membranes semi-perméables.

Si l'on prend un vase fermé, à membrane semi-perméable, auquel on adapte un manomètre, et si, après l'avoir rempli complètement d'une solution saline, on le submerge dans un autre vase contenant de l'eau distillée, on observe que le manomètre indique une augmentation de la pression. Cette augmentation mesure ce qu'on appelle la pression osmotique, π. L'expérience démontre en outre que la pression osmotique, π est proportionnelle au nombre des molécules dissoutes, ou à sa concentration moléculaire. Cette manière de mesurer la pression osmotique est trop compliquée pour entrer dans la pratique.

D'un autre côté, De Vries avait observé les phénomènes et échanges osmotiques dans les cellules végétales. Malassez, en 1872, Hamburger, en 1893, étudient l'hématolyse, ce dernier mesure par l'hématocrite l'action de la concentration moléculaire du sérum sanguin sur les hématies, procédé encore très peu pratique.

La cryoscopie arrive, d'une façon indirecte, à mesurer la pression osmotique, la concentration moléculaire ; c'est la méthode de choix, car elle unit à la rigueur scientifique la facilité de manipulation.

Depuis longtemps on avait remarqué que la présence d'une substance dissoute abaisse le point de congélation. Blagden apprend que cet abaissement est proportionnel à la concentration (Loi de Blagden). L'abaissement est désigné par la lettre Δ, si nous désignons la concentration C (dans 100 grammes d'eau), K une constante, nous aurons

$$\Delta = K. C.$$

Cette loi a été souvent critiquée car, dans certaines conditions, elle se trouve en défaut, mais ce qu'il faut retenir c'est que Blagden rapporte la concentration au *poids* de la substance dissoute.

Raoult reprend ses expériences, et, en des conclusions remarquables, il démontre qu'une molécule, quel que soit son poids moléculaire, détermine le même abaissement du point de congélation, donc Δ est proportionnel à la concentration moléculaire, c'est-à-dire au *nombre* des molécules (Loi de Raoult).

Ainsi les solutions qui ont le même point de congélation ont la même pression osmotique et tonométrique : c'est que tous ces phénomènes sont intimement liés aux lois fondamentales qui régissent les propriétés des solutions.

Technique. — Différents appareils ont été employés pour chercher le point de congélation des solutions. Les appareils de Raoult, de Beckmann, de Ponsot... sont surtout employés en physique. On emploie généralement en médecine l'appareil de Claude et Balthazard, ou celui de Bousquet, c'est ce dernier que nous avons choisi. Il est constitué par un vase externe destiné à contenir le mélange de glace et de sel, ou un autre mélange frigorifique. Un vase moyen, plus petit, qu'on remplit d'alcool ou d'eau et glycérine à parties égales, puis un tube encore plus petit ou on introduit la solution dont on cherche le point Δ. Il faut avoir, en plus, un thermomètre sensible, divisé en 50me ou en 100me de degrés. Les divisions du thermomètre doivent descendre au moins à 3° degrés au dessous de 0°. Un agitateur, simple fil de platine roulé en spirale, sert à bien mélanger la solution pendant l'opération. On prépare l'appareil en mettant la solution frigorifique dans le vase externe, à l'intérieur duquel sont les deux autres récipients ; le vase moyen rempli du mélange égalisateur et contenant le tube interne avec la solution à cryoscoper, le thermomètre et l'agitateur.

Pendant l'opération on voit d'abord la colonne de mercure du thermomètre descendre de plus en plus, à partir de 0° on agite continuellement, la colonne continue à descendre et descend même au-dessous du véritable point de congélation, phénomène dû à la surfusion. En pratique, on fait cesser la surfusion en introduisant uu petit fragment de glace, aussitôt la température monte et arrive à un maximum où elle reste un moment stationnaire, c'est ce moment qu'il faut noter très exactement, elle correspond au point cryoscopique Δ que nous cherchons.

Il y a certaines précautions à prendre : il faut reviser de temps en temps le thermomètre et voir si son 0° est exact, chose simple à savoir : il suffira de chercher le point de congélation de l'eau distillée qui doit marquer juste zéro degré, s'il marque un chiffre supérieur il faudra ajouter cette différence au Δ trouvé ; s'il marque un chiffre inférieur il faudra, au contraire, retrancher la différence. Il est bon aussi que la cuvette du thermomètre soit baignée complètement par la solution à congeler.

Résultats et interprétation des phénomènes cryoscopiques. — On a fait la cryoscopie de presque toutes les humeurs de l'organisme, sang, exsudat peritonéal ou pleural, liquide céphalo-rachidien, etc... Ce qui nous intéresse, c'est la cryoscopie des urines.

Dans la cryoscopie des urines on rencontre d'abord une première difficulté : c'est que le Δ des urines normales est très variable ; ainsi l'on a cherché à comparer le Δ urine à un autre Δ, de façon à avoir un point de repère. Dresser compare le Δ urinaire au Δ du sang. M. Léon Bernard perfectionne cette méthode en faisant intervenir le volume des urines de 24 heures.

Von Koranyi, considère la *vitesse de la sécrétion* en se basant sur la *théorie des échanges moléculaires*, et en dosant les chlorures, il établit le rapport $\frac{\Delta}{NaCl}$.

Claude et Balthazard, en suivant cette même théorie, la développent d'une façon intéressante. Ils tiennent compte de l'urine émise en 24 heures, V ; du poids de l'individu, P, et tirent un premier rapport.

$$\frac{\Delta V}{P}$$

qui mesure la *diurèse moléculaire totale* : celle-ci dépend du travail glomérulaire ; par convention le chiffre trouvé représenterait le nombre de molécules éliminées. Si de ce nombre on retranche le nombre de molécules chlorurées qu'on calcule par le dosage, on trouve une différence δ. Ils en font un second rapport :

$$\frac{\delta V}{P}$$

qui représente la *diurèse des molécules élaborées.*

Pour connaître le travail de l'épithélium des tubes urinifères, il faut établir un troisième rapport dépendant des valeurs antérieures :

$$\frac{\frac{\Delta V}{P}}{\frac{\delta V}{P}} = \frac{\Delta}{\delta}$$

MM. Claude et Balthazard sont arrivés à fixer des rapports chez les sujets normaux.

Voici le tableau qu'ils donnent :

Si $\frac{\Delta V}{P}$ =	6,000	$\frac{\Delta}{\delta}$ ne dépasse pas	2.20
—	5.500	—	2.10
—	5.000	—	2.00
—	4.500	—	2.90
—	4.000	—	1.80
—	3.500	—	1.70
—	3.000	—	1.60
—	2.500	—	1.50
—	2.000	—	1.40
—	1.500	—	1.30
—	1.000	—	1.20
—	500	—	1.10

Lorsque $\frac{\Delta}{\delta}$ augmente par rapport à $\frac{\Delta V}{P}$ il y aurait de l'insuffisance rénale.

On peut reprocher à cette méthode d'être trop théorique.

Tous ces procédés sont basés sur l'examen de l'urine totale des deux reins. Dans les affections unilatérales, on compare l'urine d'un côté à l'autre, comme cela a été fait par MM. Albarran, L. Bernard et Bousquet.

OBSERVATIONS

Ces divers procédés d'exploration rénale, appliqués à un certain nombre d'affections rénales, dites médicales, nous ont permis de connaître l'état de la fonction de chaque rein. Ils nous ont montré que dans les néphrites chroniques les troubles de l'élimination sont sensiblement les mêmes des deux côtés. Il n'en est pas de même dans la tuberculose et l'infarctus, affections plus spécialement localisées à un seul rein. Dans la tuberculose rénale, en particulier, l'étude des urines séparées peut aider à réformer une erreur de diagnostic. Enfin, dans la néphrite goutteuse, les altérations peuvent prédominer nettement d'un côté.

Nos observations sont en nombre restreint ; néanmoins elles montrent tout l'intérêt qui s'attache à l'étude des urines séparées, étude qui permettra de mieux apprécier l'état des fonctions rénales, et de rejeter ou, au contraire, de proposer une intervention chirurgicale.

Obs. I. — *Asystolique. — Vive douleur rénale gauche. — La séparation montre que ce rein fonctionne mal. — Mort. — A l'autopsie, on trouve ce rein presque détruit par un infarctus.*

B..., 25 ans, forgeron, entre le 22 novembre 1902, salle Bichat, n° 20 (service du Dr Achard).

On ne relève, dans les antécédents, aucune maladie infectieuse ;

mais, au mois de mai dernier, le malade a été atteint de douleurs rhumatismales légères, n'ayant duré que quelques jours et n'ayant même pas nécessité le repos au lit.

Depuis cette époque, il souffre de palpitations et de dyspnée d'effort.

Il entre, se plaignant d'un point de côté gauche et d'une dyspnée vive qu'il éprouve depuis 3 semaines ; il remarque en outre que ses jambes sont très enflées.

Le malade se tient assis sur son lit, haletant, la face et les extrémités cyanosées. Les membres inférieurs sont œdématiés : le pouls est irrégulier, mal frappé ; il bat à 84 pulsations par minutes. La pointe du cœur est abaissée et rejetée en dehors ; elle bat dans le 6e espace, sur la ligne du mamelon. La matité cardiaque est augmentée, dépassant le bord droit du sternum, remontant en haut jusqu'au voisinage de la fourchette sternale, et se continuant en bas avec la matité hépatique.

A la palpation, frémissement assez rude au niveau de la pointe.

A l'auscultation, on entend, à la pointe, un bruit assez exactement systolique, se propageant peu dans l'aisselle, et semblable à un frottement à timbre aigu. A la base, bruit de va-et-vient mésosystolique et mésodiastolique, assez rude, ayant son maximum au niveau du 2e espace gauche, augmentant d'intensité par la pression avec le sthétoscope ou dans la position assise. Les pulsations cardiaques ne sont pas énergiques ; les bruits sont mal frappés.

Il existe, en outre, de l'hyperesthésie de toute la région précordiale, et des points douloureux sur le trajet du phrénique. Quelques râles de bronchite disséminés dans les 2 poumons.

Le foie est gros, dépasse les fausses côtes de 2 travers de doigt ; il est légèrement douloureux.

L'abdomen est tendu et est le siège d'un tympanisme très marqué ; un peu d'œdème de la paroi abdominale.

Les urines contiennent, au moment de l'entrée du malade, un nuage d'albumine qui disparaît le lendemain ; elles sont rares (500 grammes), très foncées, et donnent par leur couleur, l'idée d'urines sanglantes. Par le repos, elles s'éclaircissent un peu et laissent un dépôt abondant. L'examen microscopique montre qu'elles ne contiennent pas de sang, mais que le dépôt est constitué par des cristaux d'urates.

Le *26 novembre*, le frottement de la base devient de plus en plus marqué, le malade se plaint de quelques douleurs au niveau de son genou droit.

Le *4 décembre*, le frottement prend un timbre très rude ; le pouls est petit, irrégulier, bat à 112 pulsations, le malade est très dyspnéique ; il y a un peu d'ascite.

Le *20*, le pouls moins rapide (96), reste irrégulier. La matité cardio-hépatique parait avoir augmenté, elle intéresse l'espace de Traube.

En arrière et à gauche, on trouve de la matité, du silence respiratoire, un léger souffle expiratoire. Outre ces signes d'épanchement pleural, il existe des symptômes nets d'ascite, de l'œdème des jambes, un peu de bouffissure de la face.

Le *5 janvier*, le malade se plaint de douleurs sur le trajet des branches du plexus cervical et du plexus brachial ; les douleurs sont vives, surtout au niveau de la base du cou ; elles sont accentuées par les mouvements de rotation de la tête.

Le *6*, on fait, en deux points du creux sus-claviculaire, une injection sous-cutanée de 500 cent. cubes d'air stérilisé. Les douleurs sont immédiatement très diminuées, le soulagement est presque absolu le lendemain.

Il existe au voisinage du point de l'injection des signes d'emphysème sous-cutané qui persistent quelques jours.

Le *11*, le malade est réveillé brusquement, à 5 heures du matin, par une forte douleur siégeant dans la région lombaire gauche, la douleur est assez violente pour nécessiter une piqûre de morphine ; elle est exagérée par la moindre pression, elle présente quelques irradiations vers les organes génitaux.

Il n'existe rien de semblable à droite.

Le lendemain, la douleur, sans avoir complètement disparu, est très atténuée, elle est réveillée par la palpation de la région rénale et siège très nettement au niveau du rein gauche.

Les urines sont peu abondantes et laissent déposer une couche épaisse, rougeâtre et ressemblant à de la brique pilée : ce dépôt existait depuis l'entrée du malade à l'hôpital, mais il est devenu beaucoup plus considérable depuis la crise douloureuse. Les douleurs persistent avec des alternatives d'amélioration et d'aggravation, elles tendent cependant à s'atténuer peu à peu ; les urines sont un peu plus abondantes, mais laissent toujours un dépôt considérable.

Séparation intra-vésicale des urines le 21. — L'appareil de Luys appliqué pendant 45 minutes donne :

	REIN DROIT	REIN GAUCHE
Volume	14 cc.	2 cc.
Coloration	Rouge clair. Dépôt abondant d'urates.	Rouge très foncé. Boue uratique.
Urée, par litre	21.66	20.48
Chlorures, par litre	6.33	Les autres éléments n'ont pu être dosés, à cause de la trop petite quantité d'urine.
Phosphates, par litre	1.86	

On voit, en résumé, que la sécrétion du rein gauche paraît très diminuée, presque complètement supprimée.

Les jours suivants, les urines restent aussi peu abondantes, ne dépassant guère 500 grammes. Cependant l'administration de théobromine, pendant 5 jours, élève momentanément le taux des urines, qui atteignent 800 cc. tout en gardant leurs mêmes caractères (abondant dépôt uratique). Aucun calcul n'a été expulsé.

Les signes cardio-vasculaires restent les mêmes : pouls petit et mal frappé, cœur gros à battements mal frappés, arythmie, gros frottement à maximum vers la base. L'ascite augmente.

8 février. — T. s. : 38° 9. Le malade est cyanosé, se plaint d'une dyspnée vive. Pouls misérable et complètement arythmique.

9. — Ponction d'ascite : on retire 3 litres de liquide séro-fibrineux, contenant des cellules endothéliales et des lymphocytes.

Les jours suivants, le malade est un peu soulagé, respire mieux, mais on n'observe aucune modification des signes cardiaques.

Le *11*, nouvelle ascension thermique (38° 5).

Le *12*, la cyanose et la dyspnée ont augmenté, pouls très petit.

Le *13*, le liquide péritonéal s'est reproduit rapidement.

Le *14*, le malade meurt.

Autopsie. — Cœur très gros. Péricardite ancienne ; adhérences très étroites du péricarde et du cœur à la région moyenne des ventricules, plus lâches à la base et à la face postérieure. Athérome aortique, plaques calcaires sur les sigmoïdes ; insuffisance aortique constatée à l'épreuve de l'eau; plaques calcifiées sur les deux valves de la mitrale. Pas de lésions valvulaires du cœur droit.

Epanchement pleural gauche assez abondant. Pas de lésions tuberculeuses des poumons. Poumons congestionnés.

Foie gros, muscade, un peu dur à la coupe.

Reins. — Les deux reins ont un volume normal.

Un énorme rein gauche presque complètement détruit par infarctus blanc-jaunâtre.

Une branche principale de l'artère rénale est oblitérée par un caillot,

Rein droit congestionné ; un petit infarctus vers le bord externe.

Liquide abondant (séro-fibrineux), dans le péritoine. Pas d'adhérences du péritoine.

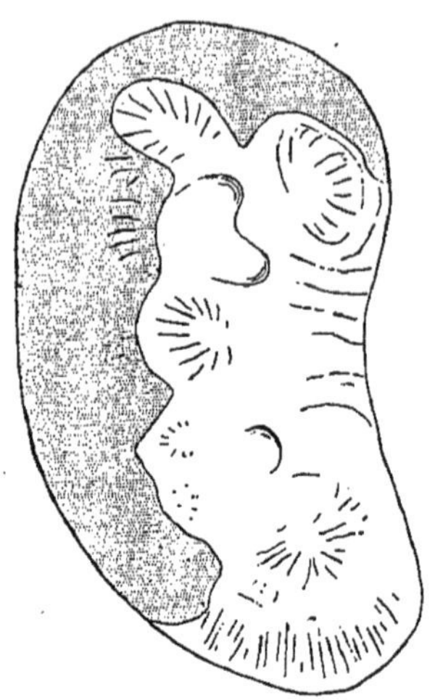

Fig. 4. — La partie ombrée représente le territoire de l'infarctus.

Nous croyons que c'est le premier cas où la séparation des urines a été pratiquée pour un infarctus rénal. Peut-être pourra-t-elle servir désormais pour en établir le diagnostic précoce.

Obs. II. — *Néphrite interstitielle — Séparation des urines. — Résultats semblables des deux côtés.*

E..., 52 ans, tailleur de cristaux, entre à l'hôpital Tenon, service du Dr Achard, se plaignant de céphalée et d'œdème des jambes.

Antécédents. — Fièvre typhoïde à 30 ans ; blennorrhagie à 30 ans et à 33 ans; syphilis à 38 ans : une colique de plomb il y à 5 ans.

Examen. — Le malade a constaté, il y a 12 ans, que ses jambes enflaient surtout le soir. Depuis ce temps, il souffre de temps en temps de céphalée. Actuellement, il a des crampes dans les mollets, de la cryesthésie, la sensation de doigt mort.

Les artères radiales sont dures et flexueuses, les temporales sont flexueuses ; rien aux poumons ni au cœur.

Urines abondantes (environ 2 litres). Elles sont albumineuses : 1 gramme d'albumine par litre, au début. Avec le repos et le régime lacté, l'albumine tombe à 0 gr. 50 centigrammes.

Séparation intra-vésicale de l'urine. — La séparation ne peut être pratiquée qu'après quelques séances de dilatation (il existe, en effet, deux rétrécissements de la région périnéale de l'urèthre). Elle est faite le 3 janvier 1903. Une heure auparavant le malade avait reçu une injection sous-cutanée de bleu de méthylène (1 cent. cube). Les résultats furent les suivants :

Durée de l'application : 40 minutes.

	REIN DROIT —	REIN GAUCHE —
Volume................	22 cc.	20 cc.
Aspect.................	Clair, transparent	Clair, transparent
Coloration.............	Jaune verdâtre	Jaune verdâtre
Urée, par litre.........	18 gr. 20	20 gr. 49
Chlorures, par litre....	2 gr. 92	3 gr. 26
Phosphates, —	2 gr. 27	2 gr. 08
Albumine, —	0 gr. 49	0 gr. 52
Bleu de méthylène.....	0 gr. 015	0 gr. 017
Cryoscopie Δ........=	— 1,18	— 1,20

La malade élimine du bleu pendant 6 jours.

On voit que la fonction rénale s'accomplit de même des deux côtés. Le chiffre ΔV est sensiblement égal des deux côtés, de même que l'élimination du bleu de méthylène et des diverses substances normales de l'urine.

L'épreuve du bleu avait donné auparavant, pour les urines totales : 15 mmgr. le premier jour, 6 mmgr. le second jour, 2 mmgr., 8 le troisième jour.

Obs. III. — *Néphrite interstitielle, confirmée à l'autopsie.*

La nommée C.. , A .., âgée de 47 ans, fleuriste, entre à l'hôpital Tenon, service de M. Achard, le 10 décembre 1902, à cause de dyspnée et des œdèmes.

Antécédents. — Mère morte d'une affection cardiaque. Elle n'a jamais eu de maladies.

Examen. — Depuis quatre ans elle souffre de dyspnée d'effort, de céphalée, de crampes dans les mollets, ses jambes enflent le soir. Actuellement, elle est très dyspnéique, extrémités et face cyanosées, œdème généralisé (jambes, cuisses, paroi abdominale, et même membres supérieurs).

Urines peu abondantes, 700 grammes par 24 heures, contenant 1 gramme d'albumine.

Cœur irrégulier, arythmique. Quelques râles aux deux bases des poumons.

Par le repos et le régime lacté, l'état de la malade s'améliore un peu, son cœur devient un peu plus régulier et alors on constate un bruit de galop.

Séparation intra-vésicale, le 15 décembre 1902. — L'appareil Luys est appliqué pendant 45 minutes. Résultat :

	REIN DROIT	REIN GAUCHE
	—	—
Volume	8 cc.	6 cc.
Urée, par litre	13 gr.	15 gr.
Chlorures, par litre	6 gr. 07	6 gr. 02
Albumine, —	0 65 cgr.	0 63 cgr.
Bleu de méthylène	0 009 mgr.	0 007 mgr.

L'aspect et la coloration est à peu près la même des deux côtés.

On avait fait une heure avant, une injection de 1 cent. cube de la solution de bleu de méthylène.

La malade élimine du bleu pendant huit jours.

Plus tard, elle fait de l'ascite, son état devient de plus en plus mauvais et elle meurt.

A l'autopsie. – Les deux reins sont très petits, contractés, substance corticale très atrophiée ; décapsulation facile.

Obs. IV. — *Néphrite chronique. — Séparation. — Résultats semblables des deux côtés.*

D..., femme de 64 ans, entre, le 9 février 1900, dans le service du Dr Achard, hôpital Tenon, parce qu'elle a ses jambes œdématiées.

Antécédents. — Nuls.

Examen. — Il y a trois mois, la malade s'aperçoit que ses jambes enflent et qu'elle a de la dyspnée. Le moindre effort la fatigue. En l'interrogeant, on voit qu'elle souffrait, depuis des années, d'autres troubles. Ainsi, elle avait souvent des maux de tête, des crampes dans les mollets, de la cryesthésie, sensation de doigt mort. Depuis une semaine, la dyspnée a augmenté, elle ne peut respirer qu'assise dans son lit. Actuellement, elle est dans cet état, les œdèmes sont généralisés, jambes, cuisses, paroi abdominale ainsi que la face. Son cœur est irrégulier, arythmique, ayant une tendance au bruit de galop.

Urines, 400 grammes par 24 heures ; elles contiennent près d'un gramme cinquante à l'arrivée.

Séparation, avec l'appareil Luys, le 3 mars. — Voici les résultats obtenus :

	REIN DROIT	REIN GAUCHE
	—	—
Volume................	5 cc.	4 cc.
Urée, par litre..........	15 gr. 40	15 gr. 40
Chlorures, par litre.....	2 47	2 92
Phosphates, —	0 63	0 63
Albumine, —	traces	traces

La durée de la séparation a été excessivement longue, une heure dix minutes, cependant la malade n'a pas souffert.

Obs. V. — *Tumeur du rein droit. — Diagnostic supposé : Pyélonéphrite droite. — Reconnu faux après la séparation. — Tuberculose du rein gauche* (due au Dr Hartmann).

C..., femme de 37 ans, entre à l'hôpital Tenon, service du Dr Achard, salle Magendie, lit n° 19, le 10 septembre 1902, pour pyurie.

Deux ans auparavant, elle avait eu une hématurie survenue brusquement pendant la nuit et ne s'étant pas reproduite pendant un an et demi.

En février 1902, une nouvelle hématurie fait place bientôt à des urines troubles. La malade consulte, à Bicêtre, le Dr Delbet (avril 1902), qui, neuf ans auparavant, lui a fait une ovariotomie double. M. le Dr Delbet, se basant sur la pyurie, les hématuries, le volume plus considérable du rein droit, propose l'ablation du rein droit, mais l'opération est différée et la malade, un peu améliorée, quitte l'hospice de Bicêtre.

Rentrée chez elle, la moindre fatigue, la marche, produisent une exaspération des symptômes : douleur, pyurie, hématurie.

Le 10 septembre 1902, entre dans le service du Dr Achard.

Examen : La température est de 39° à son entrée. Elle se plaint de vertiges, céphalée, anorexies,

Reins : Le rein droit est volumineux ; on le sent par le palper bimanuel, mais il n'est pas douloureux.

Le rein gauche n'est pas senti, la pression non douloureuse dans la région rénale gauche.

Urines : Contiennent du pus et de l'albumine. Des urines troubles alternent avec des urines normales.

Fréquence : La malade urine toutes les heures.

Capacité vésicale : 50 à 60 grammes.

Séparation du 1er octobre 1902. — Le séparateur de Luys reste en place 30 minutes.

L'*analyse chimique* des urines est faite par le Dr Achard.

	VESSIE.	REIN DROIT.	REIN GAUCHE.
Quantité.........	7 cc.	3 cc.	5 cc.
Urée (par litre)...	4 gr. 64	3 gr. 75	2 gr. 89
Chlorures........	6 gr. 04	5 gr. 26	6 gr. 45

Séparation du 9 octobre 1902. — L'appareil de Luys reste en place 51 minutes. Une injection sous-cutanée de bleu de méthylène a été faite une heure avant la séparation.

Tube droit..... Urine claire, nettement teintée en bleu.

Tube gauche. . Urine trouble presque pas teintée.

Analyse chimique faite par le Dr Achard :

	TUBE DROIT.	TUBE GAUCHE.
	7 cc. 5	6 cc. 75
Densité....	1015	1008
Urée	13 gr. 50	1 gr. 31
Chlorures..............	6 gr.	7 gr. 50
Bleu...................	12 mg.	Néant.
Albumine.............	Néant.	Existe.

Urines recueillies dans la vessie *avant la séparation :*

Densité..	1013
Urée........	11 gr. 20
Chlorures...	6 gr.
Bleu...	12 mgr.

Le 25 octobre 1902, le malade entre dans le service du Dr Hartmann.

A l'*examen* on trouve que la région lombaire gauche est un peu douloureuse à la pression. Au côté droit on sent extrêmement facile le pôle inférieur du rein droit. Urines formant du dépôt.

Celui-ci contenant des microbes variés, un bacille de Kock, des leucocytes...

Séparation intra-vésicale le 3 novembre :

	VESSIE.	REIN DROIT.	REIN GAUCHE.
Quantité..........		8	6 cc.
Coloration	jaune verdâtre	verdâtre	incolore
Urée (par litre).....	15 gr. 37	18 gr. 91	1 gr. 28
Chlorures (par lit.)..	9 gr. 50	9 gr. 50	2 gr. 31
Albumine —	présence	présence	présence

Néphrectomie gauche le 10 novembre 1902.

Le rein est converti en une série de cavités kystiques, les unes à paroi minces à contenu séreux, les autres à parois tomenteuses à contenu très purulent ; toutes semblant indépendantes du bassinet.

Obs. VI. — *Néphrite parenchymateuse chez un tuberculeux. — Séparation. — Résultats semblables de la fonction des deux reins.*

A , âgé de 18 ans, employé de commerce, entre, le 23 janvier 1903, au service du Dr Achard, hôpital Tenon, avec des œdèmes aux membres inférieurs.

Antécédents. — Il a une variole à 3 ans ; la rougeole à 5 ans ; mal de Pott à 8 ans, guéri sans gibbosité et sans formation d'abcès ; coxalgie gauche à 11 ans ; adénite cervicale suppurée à 16 ans.

Examen. — Il y a un mois le malade s'est aperçu que ses jambes enflaient, l'œdème augmente et s'étend aux cuisses et à la paroi abdominale. Il ne se plaint pas de maux de tête, ni crampes aux mollets. Les artères sont souples. A l'auscultation du poumon et du cœur on ne trouve rien d'anormal.

Urines : 1,500 gr. par 24 heures ; l'examen chimique montre qu'elles sont albumineuses, 7 gr. le 24 janvier, on le met au régime lacté, le 26, il n'a que 3 gr.

Séparation : le 7 février 1903. — Une heure auparavant on lui fit une injection de 1 cc. de bleu de méthylène. — L'appareil Luys est laissé en place pendant 30 minutes. Voici les résultats :

	REIN DROIT.	REIN GAUCHE.
	—	—
Volume....................	16 cc.	15 cc.
Urée, par litre..............	12 gr. 08	12 gr. 08
Chlorures, par litre	6 gr. 13	5 gr. 85
Phosphates, par litre........	0 gr. 98	0 gr. 98
Albumine, —	2 gr. 15	2 gr. 05
Bleu de méthylène, par lit..	0 gr. 010 mg.	0 gr. 010 mg.

OBS. VII. - *Néphrite tuberculeuse. — La séparation des urines montre le fonctionnement à peu près égal des deux reins.* — LAMBERT, Th. de Paris, 1902, p. 103.

P..., Juliette, femme de 34 ans, entrée le 6 octobre 1902, à l'hôpital Tenon, dans le service du Dr Achard, salle Magendie, n° 14.

Le *1er octobre*, la malade était entrée dans le service du Dr Lejars se plaignant d'une faiblesse extrême, de douleurs dans le flanc gauche avec irradiations lombaires,et d'une oppression assez considérable. Le 6 octobre cette douleur persiste dans le flanc gauche, le flanc droit est un peu sensible.

Examen du 6 octobre. — *Reins.* — Le rein droit est volumineux, mais il n'est pas douloureux à la pression.

A gauche la palpation est douloureuse, mais on ne perçoit pas le rein.

Urines : Quantité émise en 24 h. : 600 gr. Albumine en quantité considérable. Le tube d'Esbach marque 14 gr. par litre.

Poumons : l'auscultation indique des signes cavitaires surtout marqués à droite et en arrière.

Séparation du 9 octobre 1902. — Séparateur de Luys (après injection sous-cutanée de bleu de méthylène) :

	VESSIE.	TUBE DROIT.	TUBE GAUCHE.
	—	—	—
		7 cc.	8 cc.
Densitée	1023	1018	1019
Urée...........	25 gr. 80	18 gr. 20	21 gr. 80
Chlorures......	9 gr. 20	8 gr.	10 gr. 60
Bleu...........	60 mg.	40 mg.	30 mg.

Devant ce fonctionnement à peu près égal des deux reins, on porte le diagnostic de néphrite tuberculeuse.

Obs. VIII. — *Reins amyloïdes chez un tuberculeux. — La séparation montre des résultats équivalents des deux reins.*

Le nommé E .. D.. , âgé de 23 ans, cocher, entre à l'hôpital de Tenon, le 2 janvier 1903, service du Dr Achard, salle Bichat, n° 7, parce qu'il tousse beaucoup.

Antécédents héréditaires et personnels nuls.

Examen. — Le malade souffre depuis plusieurs années d'une bronchite chronique à expectoration purulente très abondante, il est dans un état de maigreur extrême. A l'auscultation des poumons on trouve des signes cavitaires très nets aux deux sommets, des râles humides aux bases.

Urines, 1,600 gr. par 24 heures, elles contiennent à peu près 1 gr. d'albumine par 24 heures.

La séparation est faite le *12 janvier 1903*. Une heure auparavant on lui avait fait une injection de 1 cent. cube de bleu de bleu de méthylène.

Durée de la séparation : 24 minutes.

	REIN DROIT.	REIN GAUCHE.
	—	—
Volume............	18 cc.	19 cc.
Aspect.............	clair, transparent.	clair, transparent.
Couleur......	bleuâtre.	bleuâtre.
Urée, par litre...	12 gr. 80	13 gr. 08
Chlorure, — ...	2 gr. 37	2 gr. 92
Phosphates, — ...	2 gr. 04	2 gr. 27
Albumine, — ...	0 gr. 90	0 gc. 95
Bleu................	0,010 mg.	0,009 mg.
Cryoscopie Δ =	1,18	1,20

Le bleu est éliminé en trois jours, le dosage de l'urine globale de 24 heures donne : 30 mgr. le 12 janvier ; 10 mgr. le 13 et 3 mgr. le 14.

Les jours suivants le malade continue à être de plus en plus mal et meurt.

A l'autopsie, on constate que les poumons sont presque complètement détruits par des cavernes. Les reins et le foie, ont un volume et un poids à peu près normal, mais ils présentent les lésions de la dégénérescence amyloïde. L'examen histologique confirme ces résultats.

Obs. IX. — *Signes cliniques de tuberculose urinaire (vessie et rein droit). Elimination du bleu de méthylène normale. La séparation intra-vésicale des urines montre une absence à peu près complète du fonctionnement du rein gauche. Néphrectomie de ce côté : atrophie rénale complète.* (Hartmann, in Lambert, th. de Paris, 1902, p. 72).

M. D. ., 28 ans, nous est adressée, par notre collègue et ami Achard, pour une tuberculose urinaire.

Cette malade, qui a eu, à l'âge de 14 ans, des ganglions suppurés au cou, se plaint depuis 2 mois de douleurs dans le rein droit et de symptômes de cystite (fréquence et douleurs dans les besoins). Les urines contiennent du pus et des bacilles tuberculeux. Le rein droit est manifestement augmenté et douloureux, on ne sent pas le rein gauche. Tout fait donc penser à une tuberculose urinaire à point de départ dans le rein droit. Après injection sous-cutanée de bleu de méthylène, M. le Dr Achard constate que l'élimination se fait normalement.

On pouvait donc être tenté de pratiquer l'ablation du rein droit. Avant de s'y résoudre, on applique, le 25 juillet 1902, le séparateur, et, contrairement à ce que l'on prévoyait, on a les constatations suivantes :

URINE VÉSICALE

Urée, par litre........................ 5 gr. 16
Chlorures, par litre... .... 2 gr. 16
Bleu, — .... 0 gr. 008

URINE DU REIN DROIT

1re prise (8 minutes), volume : 21 cent. cubes.
Urée, par litre........................ 5 gr. 06
Chlorures, par litre............... .. 2 gr. 85
Bleu, par litre... .... 0 gr. 00713

2e prise (8 minutes), volume : 21 cent. cubes.
Urée, par litre... .... 5 gr. 03
Chlorures, par litre.................. 3 gr. 16
Bleu, par litre......................... 0 gr. 0057

3e prise (10 minutes), volume : 23 centimètres cubes.
Urée par litre...................... . 6 gr. 04
Clorures, par litre................... 3 gr. 15
Bleu, par litre......................... 0 gr. 009

URINE DU REIN GAUCHE

Volume pendant les 28 minutes : 3 centimètres cubes seulement.

Urée, par litre	0 gr. 03
Chlorures, par litre	2 gr. »

Pas de bleu. Chromogène seulement, non dosé.

Urine un peu plus louche que celle du rein droit, qui est claire.

Le 10 août 1902, on refait une nouvelle injection de bleu, dont l'élimination est de nouveau normale.

Le *14*, après injection de bleu, on applique une seconde fois le séparateur, pendant 45 minutes, afin de voir si les résultats seraient bien les mêmes que ceux du premier examen. On obtient :

URINE VÉSICALE

Urée, par litre	5 gr. 76
Chlorures, par litre	4 gr. 45

Présence de bleu.

URINE DU REIN DROIT

Volume	106 cc.
Urée, par litre	6 gr. 40
Chlorures, par litre	4 gr. 91

Présence de bleu.

URINE DU REIN GAUCHE

Volume	5 cc. 3
Urée, par litre	1 gr. 28
Chlorures, par litre	2 gr. 04

Pas de bleu, ni de chromogène.

Dans ces conditions, et après cette double application du séparateur, il semble évident que, contrairement à ce que faisait prévoir l'examen clinique, le travail est fait presqu'entièrement par le rein droit. Aussi, bien qu'on ne pût rien sentir par le palper de ce côté, M. Lecène, interne du service, fait la néphrectomie gauche, le 30 août 1902.

Le rein, très difficile à trouver, était atrophié à un degré extrême, il ne mesurait que le volume d'une noix (Fig. 4 et 5).

L'hémostase fut réalisée par l'application d'un catgut, l'artère rénale présentait un calibre des plus réduits, l'uretère fut lié à part.

La guérison opératoire se fit sans incidents, mais la malade se trouve naturellement dans le même état qu'avant l'intervention.

Examen histologique du rein enlevé par M. Lecène. — Les coupes ont porté sur plusieurs points :

a) Au niveau des parties du rein atrophié ;

b) Au point où il restait un îlot de parenchyme rénal d'apparence normale ;

c) Sur l'uretère.

En (*a*), le parenchyme rénal est transformé en un tissu conjonctif dense, parsemé de petites cavités kystiques revêtues d'épithélium cubique et contenant souvent à leur intérieur des boulets de subs-

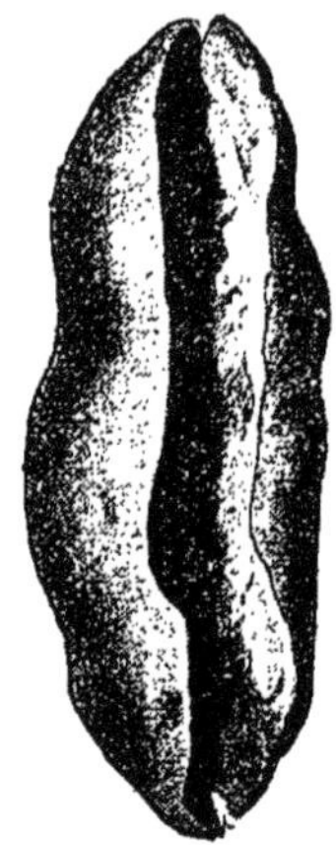

Fig. 5.

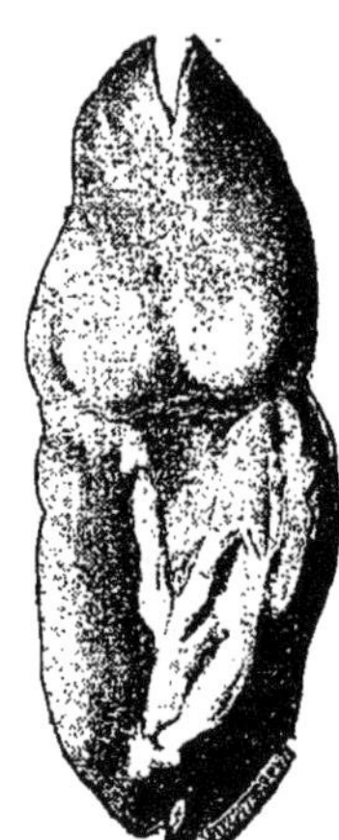

Fig. 6.

Rein atrophié (grandeur naturelle).

tance colloïde (dégénérescence microkystique du rein) ; on ne trouve plus de glomérules de Malpighi.

En (*b*), le parenchyme rénal est beaucoup mieux conservé ; les tubes contournés, les glomérules, les tubes de Bellini sont bien reconnaissables, et, par endroits, tout à fait normaux ; mais, par place, il existe une infiltration embryonnaire abondante entre les tubes ; de plus, les tubes collecteurs sont dilatés, et l'infiltration embryonnaire est plus marquée quand on se rapproche de l'extrémité libre de la pyramide.

En (*c*), on voit que la muqueuse de l'uretère est atteinte d'une inflammation chronique, caractérisée par des îlots sous-muqueux de cellules embryonnaires. D'ailleurs, l'épithélium de la muqueuse urétérale est normale.

Dans aucune des préparations on n'a rencontré de follicules tuberculeux.

On voit donc qu'il s'agit d'une *infiltration chronique diffuse du rein et de l'uretère,* ayant amené l'atrophie complète du parenchyme rénal avec dégénérescence microkystique dans la presque totalité du rein ; un îlot de parenchyme rénal, relativement sain, persistait seul dans une étendue de 2 centimètres carrés environ.

Les coupes ont été montrées à M. le Dr Brault, qui pense qu'il s'agit d'un rein congénitalement petit et secondairement atteint d'inflammation chronique.

La pièce est conservée dans notre collection anatomo-pathologique (fig. 5 et 6).

OBS. X. — *Néphrite syphilitique. — Séparation. — Résultat à peu près semblable des deux côtés.*

La nommée M..., 25 ans, entre à l'hôpital Tenon, service du Dr Achard, parce qu'elle a des maux de tête nocturnes.

Antécédents et *examen.* — En avril 1902, elle a un chancre de l'amygdale, accompagné de grosse adénopathie gauche. En juin, roséole, plaques muqueuses buccales, perte des cheveux... Au mois d'août, elle éprouve de la céphalée nocturne tenace. Elle suit un traitement mercuriel et les phénomènes s'amendent. Mais elle cesse de se soigner et les maux de tête réapparaissent, plus tenaces, en même temps ses jambes commencent à enfler. Elle vient alors ici, au service, et on constate une albuminurie légère, 0,50 centigrammes à 1 gramme, qui est très tenace au traitement.

Urines : 1,400 grammes par 24 heures.

Séparation, avec le séparateur Luys, le 5 janvier 1903 (après une injection de 1 cent. cube de bleu de méthylène et de phloridzine).

Voici les résultats :

	REIN DROIT	REIN GAUCHE
Volume..........	24 cc.	27 cc.
Aspect............	clair	clair
Coloration.........	bleuâtre	bleuâtre
Urée, par litre.....	7 75	7 15
Chlorures, par litre.	15 50	16 20
Albumine, — .	traces	traces
Glucose...........	traces	traces
Bleu...............	0 010 mgr.	0 009 mgr.

Durée de la prise : 24 minutes.

En 48 heures, tout le bleu injecté est éliminé (16 mgr. le premier jour, 4 mgr. le second jour).

Obs. XI. — *Néphrite goutteuse. — La séparation montre des résultats inégaux des deux côtés.*

Le nommé H.. , G. .., âgé de 57 ans, boucher, entre à l'hôpital Tenon, service du Dr Achard, parce qu'il souffre dans les articulations.

Antécédents. — Mère morte d'un cancer de la face. Il a eu la varicelle à l'âge de 10 ans.

Histoire de sa maladie et examen. — Sa maladie a commencé par une crise douloureuse dans l'articulation du gros orteil droit, vers l'âge de 29 ans. L'année suivante, il eut une seconde attaque de goutte articulaire dans le genou gauche. A partir de ce moment, il a toujours continué à souffrir des articulations.

Depuis une dizaine d'années, il a des tophus dans les doigts, aux oreilles, dernièrement il en a eu un très volumineux au niveau de la racine du nez, il a donné lieu à une petite intervention chirurgicale.

Actuellement, il ne marche qu'avec des béquilles, les articulations des genoux fléchissant très mal. Ses mains sont déformées par les tophus, ainsi que les oreilles. Il a eu un léger œdème des membres inférieurs, souffre de maux de tête, des crampes dans les mollets, il éprouve la sensation de doigt mort; ses artères sont dures, flexueuses.

Il urine à peu près 1,200 grammes par 24 heures.

A l'*examen* chimique, on trouve de l'albumine, 0,50 centigrammes par litre. Son état général est relativement bon.

Séparation des urines. — Faite le 28 janvier 1903. Une heure avant on lui fit une injection de bleu.

Durée de la séparation : 30 minutes.

Les résultats obtenus sont les suivants :

	REIN DROIT	REIN GAUCHE
	—	—
Volume	15 cc.	21 cc.
Aspect	Clair, transparent	Clair, transparent
Coloration	Bleu, très pâle	Bleu foncé
Urée, par litre	12 gr. 80	15 gr. 36
Chlorures, par litre	5 gr. 85	7 gr. 31
Phosphates, —	1 gr. 36	2 gr. 27
Albumine —	traces	0 25 cgr.
Bleu de méthylène	0 001 mgr.	0 010 mgr.
Cryoscopie $\Delta =$	— 1 gr. 38	— 1 gr. 12

Le dosage du bleu dans les urines totales donne 9 mgr. le premier jour, 8 mgr. 3 le second jour, 7 mgr. le troisième jour.

Obs. XII. — *Néphrite goutteuse. — Etat fonctionnel des deux reins sensiblement le même.*

X..., N.., âgé de 49 ans, chauffeur, vient à la Consultation des Voies urinaires de l'hôpital Lariboisière, parce qu'il souffre dans les articulations et parce qu'il a de l'albumine dans ses urines.

Antécédents héréditaires et personnels, nuls.

Histoire du malade et examen. — A l'âge de 33 ans, il a eu sa première attaque de goutte, au niveau de l'articulation du gros orteil gauche. Six mois après, seconde attaque au genou gauche, puis une autre dans l'articulation tibio-tarsienne droite, et depuis lors, chaque année, il a de nouvelles rechutes.

A 37 ans, il a une colique néphrétique et ses urines déposaient comme de la brique pilée, par moment il rendait aussi des graviers et une fois il a eu une rétention passagère d'urine, suivie d'hématurie. A la suite d'un régime sévère, sa lithiase disparaît.

Il y a 18 mois, en examinant ses urines, on a trouvé près d'un gramme d'albumine, par 24 heures.

De temps en temps, il éprouve des maux de tête, des crampes dans les mollets, de la cryesthésie, sensation de doigt mort. Les artères sont dures et flexueuses.

Séparation faite à la Consultation de l'hôpital Lariboisière. La veille on lui fit une injection de bleu; ses urines, recueillies d'heure en heure, montrent qu'il a commencé à éliminer le bleu à la deuxième heure. C'est à la quatrième heure que la coloration semble la plus intense.

Les résultats de la séparation sont les suivants :

Trois prises de 5 minutes chaque, l'examen sur le total donne :

	REIN DROIT	REIN GAUCHE
Volume.............	13 cc.	9 cc.
Aspect..............	clair	clair
Couleur.............	jaune verdâtre	jaune verdâtre
Urée, par litre......	13 gr. 45	14 gr. 09
Bleu................	0 007 mgr.	0 006 mgr.
Cryoscopie Δ ... =	0 gr. 90	= — 0 gr. 80

La cryoscopie des urines totales des deux reins est égale à — 0,84.

Le malade ayant saigné un peu au moment de la deuxième prise, on ne dose pas l'albumine.

Obs. XIII. — *Phosphaturie. — Séparation des urines. — Lésion à gauche. — Néphrotomie gauche.* — Lambert, th. de Paris, 1902, obs. XXI, due à l'obligeance du Dr Hartmann.

M. P..., homme de 56 ans, entre le 4 juin 1901 à l'hôpital Lariboisière, dans le service de M. le Dr Hartmann, pour douleurs violentes dans la région lombaire et urines troubles.

Le début de ces douleurs remonte à quinze ans. A cette époque, a commencé à éprouver des douleurs sourdes au niveau des reins ; en même temps, il s'aperçoit que ses urines laissaient déposer du sable. Ces phénomènes devinrent de plus en plus marqués jusqu'à l'époque actuelle.

Au moment de son entrée à l'hôpital, les douleurs sont continuelles, insupportables, exaspérées par le mouvement, la marche, les secousses d'un moyen de locomotion quelconque. La présence du sable dans les urines est, au contraire, très variable. Certains jours le dépôt atteint le quart du contenu du bocal à urine ; 48 heures plus tard, les urines sont parfaitement limpides. L'influence de certains aliments, du mouvement sur l'élimination du sable n'a jamais été constatée par le malade. Jamais ses urines n'ont contenu du sang.

Analyse des urines du 7 juin 1901 :

Volume...............	1250 cc.		
Réaction..............	Légèrement alcaline.		
Albumine.	Néant.		
Sucre..................	Néant.		
Urée, par litre.........	13 gr. 651	Par jour...	17 gr. 963
Phosphore, par litre...	7 gr. 50	id.	9 gr. 37
Chlorures, par litre....	13 gr. 4	id.	16 gr. 75

Séparation du 28 septembre 1901 (Appareil du Dr Luys, premier modèle) :

Tube droit.........	Urines claires comme de l'eau de roche.
Tube gauche.	Urines troubles, avec dépôt, en quantité plus abondante qu'à droite.

Le *4 octobre 1901*, une *néphrotomie* exploratrice gauche est faite par le Dr Chevalier.

Le *30*, le malade sort de l'hôpital, paraissant complètement guéri ; les urines sont limpides et ne se troublent pas par le repos.

Vers le *25 novembre*, le malade remarque que ses urines, limpides au moment de l'émission, donnent par le repos un dépôt considérable. Ce dépôt se dissout en partie par l'acide nitrique avec dégagement gazeux extrêmement abondant. Les douleurs lombaires reparaissent d'abord sourdes, puis très vives ; il y a amaigrissement, diminution des forces.

Examen du 20 mars 1902. — Douleur dans la région lombaire, plus marquée à droite qu'à gauche, avec irradiations surtout vers la région inguinale droite. Sourde lorsque le malade est immobile, elle devient aiguë au moindre mouvement. Se retourner dans son lit, marcher, monter en voiture, en chemin de fer, sont autant de mouvements impossibles, ou du moins s'accompagnant d'une douleur déchirante. Quelquefois il y a en outre une sensation de brûlure dans le canal de l'urèthre, à la fin de la miction et après.

Fréquence : Le jour, lorsqu'il reste immobile, urine 7 à 8 fois ; s'il marche, toutes les dix minutes. La nuit, une seule miction.

Urines : Jamais le malade n'a rendu de graviers. Les urines sont claires au moment de l'émission, parfois elles restent limpides, d'autres fois, au bout de quelques instants, il se forme au fond du vase un dépôt qui s'agglomère en concrétions phosphatiques. Il émet un litre 1/2 à 2 litres par 24 heures.

Urèthre et vessie : normaux.

Prostate normale. Le réflexe uretéro-vésical cherché n'est pas produit.

Reins : Il semble qu'à la palpation on sent un rein gauche un peu douloureux. Le droit est assez douloureux.

Examen du 5 juillet 1902. — *Urines* claires à l'émission. Par addition d'ammoniaque, précipité abondant, blanchâtre ; se dissout en partie par addition d'acide acétique.

Capacité vésicale : 150 grammes.

Tentative de séparation des urines (Séparateur du Dr Luys, deuxième modèle). — Après installation de chlorydrate de cocaïne à 1 °/₀, on essaie d'introduire le séparateur : les trois premiers temps se font sans difficulté, mais le quatrième ne peut être exécuté ; le bec de l'instrument a cependant franchi l'urèthre membraneux, puisqu'on peut en abaisser fortement le manche. On essaie de déployer la cloison, mais cette manœuvre augmente l'intensité des douleurs. Une deuxième tentative ne donna pas de résultat. Voulant alors connaître les causes de cet échec, on fit une exploration de l'urèthre. Un Béniqué n° 44 passe sans difficulté. Un explorateur à boule n° 22 ne sent rien à l'aller, mais au retour son talon est accroché assez fortement au niveau du cul-de-sac du bulbe par une bride circulaire mince et résistante.

Cet examen est suivi, pendant cinq ou six jours, d'hématuries assez abondantes ; le malade a en outre des douleurs lombaires par crises avec frissons et fièvre. Ces phénomènes ont une durée d'un mois.

Le malade entre de nouveau à l'hôpital le 17 septembre 1902.

Les crises douloureuses disparaissent par le repos et le traitement au borate de soude.

Obs. XIII (suite). — *Nouvelle séparation. — Phosphaturie droite. — Décapsulation rénale droite. — Guérison.*

A partir du *11 décembre 1902*, on dilate le malade aux Béniqués, et on arrive jusqu'au n° 51, alors on fait de nouveau une séparation qui donne les résultats suivants :

	REIN GAUCHE.	REIN DROIT.
Volume	7 cc.	8 cc.
Couleur	jaune pâle	jaune pâle
Urée	18 gr. 57	19 gr. 21
Examen microscopique	quelques cellules épithéliales, leucocytes	acide oxalique cellules rondes hématies leucocytes

Il n'a pas été possible de doser les phosphates, la quantité étant insuffisante.

Le 22 janvier 1903, nouvelle application du séparateur :

	REIN GAUCHE.	REIN DROIT.
Volume	18 cc.	15 cc.
Urée	18 gr. 57	17 gr. 85
Phosphates	1 gr. 97	2 gr. 55
Bleu	0 gr. 022	0 gr. 028

Donc le côté droit donne plus de phosphate que le gauche.

Le malade se plaint en outre de souffrir du côté gauche, on décide alors à intervenir de ce côté.

Le *30 janvier 1903*, opération consistant à la mise à nu du rein gauche, par une incision lombaire, et on fait la décapsulation de ce rein.

A la suite le malade semble guéri.

Revu le *25 mars 1903*. Le malade continue à se porter très bien, il ne souffre pas du tout. Tout porte à croire la guérison définitive.

CONCLUSIONS

Nos résultats ont porté sur treize observations dont neuf personnelles : un cas d'infarctus rénal chez un asystolique ; trois cas de néphrite interstitielle ; un cas de néphrite parenchymateuse chez un tuberculeux ; un cas de rein amyloïde ; un cas de néphrite syphilitique ; deux cas de néphrite goutteuse (Obs. personnelles) ; un cas de tuberculose rénale, diagnostiquée pyélonéphrite droite ; un cas de néphrite tuberculeuse, bilatérale (diagnostic supposé : lésion rénale gauche) ; un cas d'atrophie rénale gauche, diagnostiquée tuberculose de la vessie et du rein droit (malades du service de M. le Dr Achard) ; la séparation a évité l'erreur du diagnostic clinique ; un cas de phosphaturie (service de M. le Dr Hartmann).

I. Dans les néphrites chroniques, les troubles de l'élimination rénale nous ont toujours paru égaux des deux côtés. Le dosage des substances chimiques normales des urines, du bleu, la cryoscopie, ont donné, pour les deux reins, des résultats presque semblables.

II. Le dosage de l'albumine est sujet à des causes d'erreur, du sang pouvant se mélanger, en petite quantité, à l'urine, soit d'un seul, soit des deux côtés, au moment de la séparation. Cette réserve faite, dans les explorations bien réussies, l'albumine nous a paru sensiblement égale des deux côtés.

III. Dans notre cas de néphrite syphilitique secondaire, dans les reins amyloïdes, les troubles étaient égaux des deux côtés.

Dans la néphrite syphilitique, la glycose secrétée sous l'influence de la phloridzine, a paru en égale quantité des deux côtés.

IV. Dans les néphrites goutteuses, nous avons trouvé, dans un cas, des troubles égaux ; dans l'autre cas, un rein paraissait beaucoup plus atteint que l'autre.

V. Chez un asystolique, il y avait suppression presque complète de la fonction du rein gauche ; l'autopsie a montré ce rein presque détruit par un infarctus.

VI. Donc, dans la plupart des cas de néphrite, et surtout dans les néphrites chroniques, les altérations de la fonction rénale sont bilatérales, et portées au même degré des deux côtés.

VII. L'exploration de la fonction rénale par l'examen des urines séparées peut révéler des lésions que l'on n'aurait pas soupçonnées autrement (Obs. de néphrite goutteuse, d'infarctus rénal, d'atrophie rénale, tuberculose, phosphaturie).

Il semble donc très important de pratiquer cette exploration dans un grand nombre de cas, chez les malades portant des lésions rénales dites médicales.

VIII. L'examen des urines séparées permet de comparer les deux reins l'un à l'autre. L'examen de la totalité des urines de 24 heures permet d'étudier la fonction rénale en général. Les résultats obtenus par ces deux explorations permet d'apprécier, jusqu'à un certain point, la valeur de chaque rein, pris isolément, par rapport à l'état normal.

IX. Ces résultats ne semblent, pour la plupart, justifier les interventions chirurgicales, et en particulier celles qui portent sur un seul rein, dans les néphrites chroniques.

TABLE DES MATIÈRES

Saint-Brieuc. — Typographie F. GUYON (671-3-3).

www.ingramcontent.com/pod-product-compliance
Ingram Content Group UK Ltd.
Pitfield, Milton Keynes, MK11 3LW, UK
UKHW020213200726
13856UKWH00004B/1363